TABLEAU SYNOPTIQUE

DE

LA BASE DE CRANE

DE GRANDE DIMENSION.

ANATOMIE CLASTIQUE

DU

DOCTEUR AUZOUX,

RUE DE L'OBSERVANCE, N° 2, PLACE DE L'ÉCOLE DE MÉDECINE.

INSTRUCTION

Sur la manière de s'en servir.

Un *numéro d'ordre* plus gros et de couleur différente, accompagné de ce ☞, indique que la pièce sur laquelle il est fixé est susceptible d'être détachée ; des numéros plus petits, ou des lettres alphabétiques, indiquent les détails.

Une courte inscription collée sur chaque pièce indique le nom ancien, le nom moderne et les usages.

Le plus ordinairement chaque pièce est maintenue en place par une pointe droite et une pointe courbe, dont est garnie chaque extrémité.

Le *numéro d'ordre* est toujours fixé sur l'extrémité à laquelle correspond la pointe courbe ; il sert à indiquer 1° l'ordre dans lequel doit s'opérer l'enlèvement des pièces ; 2° le point de l'organe par lequel il faut commencer le déplacement.

Pour opérer le déplacement de chacune de ces pièces, il suffit de glisser la spatule (*) sous le numéro d'ordre, d'attirer l'organe à soi pour dégager la pointe courbe, et de le porter de bas en haut ou de haut en bas pour dégager la pointe droite.

POUR LES REMETTRE EN PLACE, il faut d'abord ranger les pièces par ordre de numéro, et procéder à leur replacement en prenant le numéro le plus élevé, et procédant ainsi successivement jusqu'au n° 1.

Un numéro correspondant à celui que porte la pièce, se trouve près du trou qui doit recevoir la pointe courbe.

(*) Instrument en acier contourné en forme d'S, dont on doit se servir comme d'un levier pour opérer le déplacement des pièces.

TABLEAU SYNOPTIQUE

DE

LA BASE DE CRANE

DE GRANDE DIMENSION,

DEUX FOIS LE DIAMÈTRE ORDINAIRE.

Montrant les divisions des 5ᵉ et 7ᵉ paires de nerfs, leurs anastomoses entre elles, ou avec le grand sympathique, et tous les détails de la base du crâne, de l'œil, de l'oreille, des fosses nasales, de la bouche, de l'arrière-bouche, du larynx, avec les muscles, les vaisseaux et les nerfs.

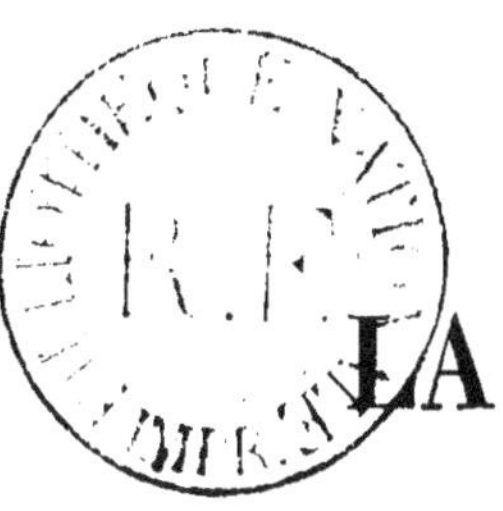

1. Pavillon de l'oreille.

1. Hélix.
2. Rainure de l'hélix.
3. Anthélix.
4. Branche supérieure.
5. — inférieure.
6. Fosse naviculaire.
7. Tragus.
8. Antitragus.
9. Lobule.
10. Conque.
11. Conduit externe.
12. Grand muscle de l'hélix.
13. Petit muscle de l'hélix.
14. Muscle du tragus.
15. — de l'antitragus.
16. — transverse.
17. Rameaux auriculaires antérieurs fournis par l'artère temporale superficielle.
18. Rameau de l'artère auriculaire postérieure.
19. Filets auriculaires du nerf auriculo-temporal.
20. — auriculaires du plexus cervical.
21. Filet du nerf facial.

2. Muscle orbiculaire des paupières.

1. Portion du muscle occipito-frontal.
2. Muscle orbiculaire des paupières.
3. Fibres de ce muscle s'insérant à l'apophyse montante de l'os maxillaire.
4. Ouverture oculaire.
5. Paupière supérieure.
6. — inférieure.
7. Angle interne.

8. Caroncule lacrymale.
9. Membrane clignotante.
10. Conjonctive.
11. Glandes de Meïbomius.
12. Conduits lacrymaux.
13. Ouverture de ces conduits.
14. Portion palpébrale.
15. Conduits excréteurs.
16. Rameau venant de l'artère temporale.
17. — palpébraux venant de la transversale de la face.
18. — cutané de l'artère frontale.

19, 19. Palpébraux fournis par l'ophthalmique.
20. Filets palpébraux du nerf facial.
21. — — du maxillaire supérieur.
22. — — du nerf lacrymal.
23. Terminaison de la branche externe du nerf frontal.
24. Terminaison de la branche interne du même nerf.
25. Rameau frontal du nerf nasal.

3. Muscles de la face.

1. Muscle labial supérieur.
2. — — inférieur.
3. Glandes labiales.
4. Portion de la peau des lèvres.
5. Muscle élévateur commun de l'aile du nez et de la lèvre supérieure.
6. — élévateur propre de la lèvre supérieure.
7. — canin.
8. — grand zygomatique.
9. — petit zygomatique.
10. — buccinateur.
11. — triangulaire.
12. — carré.
13. Terminaison du conduit de Sténon s'ouvrant dans la bouche.
14. Glande molaire.
15. Artère maxillaire externe.
16. Terminaison de la branche sous-mentale de cette artère.
17. Rameau du masséter.
18. — labial inférieur.
19. — — supérieur.

20. Rameau de la cloison.
21. — naseaux.
22. Terminaison de l'artère buccale.
23. — de la branche nasale externe du nerf ophthalmique.
24. — du nerf maxillaire supérieur.
25. Filets palpébraux.
26. — nasaux.
27. — labiaux.
28. — sous-orbitaires du nerf facial s'anastomosant avec des filets du nerf maxillaire supérieur.
29. — buccaux.
30. — mentonniers.
31. Terminaison du dentaire inférieur s'anastomosant avec le nerf facial.
32. — du nerf buccal se distribuant au muscle buccinateur et à la peau.

4. Muscle masséter.

1. Énervations.
2. Portion de l'os maxillaire inférieur.
3. Canal longeant l'artère et le nerf dentaire inférieur.
4. Trou mentonnier.
5. Dents grosses molaires.

6. Dents petites molaires.
7. — canines.
8. — incisives.
9. Portions de la glande parotide.
10. Conduit de Sténon.
11. Artère transversale de la face.

12. Rameau de la maxillaire externe.
13. Terminaison de l'artère massétérine.
14. Artère et nerf dentaire inférieur.
15. Rameau incisif.
16. — mentonnier.
17. Terminaison du nerf massétérin.
18, 18. Branche du nerf facial formant des anses sous forme de plexus fournissant des filets.
19. Palpébraux.
20. Sous-orbitaires.
21. Labiaux.
22. Mentonniers.

5. Arcade zygomatique.

1. Rameau orbitaire de l'artère temporale superficielle.
2. Branches du nerf facial.

6. Muscle temporal.

1. Terminaison de l'artère temporale superficielle.
2. Branche antérieure.
3. — postérieure.
4. Temporale moyenne.
5. Branches du nerf facial.
6. Terminaison du nerf temporo-auriculaire.
7. Filets des nerfs temporaux profonds.

7. Muscle ptérygoïdien externe.

1. Portion supérieure.
2. — inférieure.
3. Rameaux fournis par la maxillaire interne.
4. Portion de l'artère temporale profonde postérieure.
5. Nerf buccal.
6. Racine ganglionaire ou sensitive.
7. — non ganglionaire ou motrice.
8. Filets se distribuant au muscle ptérygoïdien externe.

8. Muscle transversal du nez.

1. Branche dorsale du nez venant de la maxillaire externe.
2. Rameau fourni par la sous-orbitaire.
3. Filets du nerf facial.

9. Muscle thyro-hyoïdien.

1. Rameau de l'artère thyroïdienne supérieure.
2. Rameau du nerf grand hypoglosse.

10. Muscle crico-thyroïdien.

1. Rameau de l'artère thyroïdienne supérieure.
2. Filet du nerf laryngé supérieur

11. Portion de l'os maxillaire supérieur coupée pour voir l'intérieur du sinus.

1. Terminaison de l'artère alvéolaire.

2. Rameaux de la sous-orbitaire s'anastomosant avec la précédente.

12. Portion du muscle génio-glosse.

1. Filets du nerf grand hypoglosse.

13. Cloison des fosses nasales.

1. Portion de la muqueuse tapissant la face gauche de la cloison.
2. Vomer.
3. Lame perpendiculaire de l'ethmoïde.
4. Cartilage de la cloison.
5. Rameau de l'artère ethmoïdale.
6. — de la cloison venant de l'artère et du nerf sphéno-palatin.
7. Filets du nerf olfactif.

14. Portion postérieure du pharynx.

1. Membrane ptérygo-pharyngienne.
2. Constricteur supérieur.
3. — moyen.
4. — inférieur.
5. Commencement de l'œsophage.
6. Rameau de l'artère pharyngienne.
7. Rameau du nerf glosso-pharyngien,
8. — du spinal,
9. Filets du ganglion cervical supérieur,

} s'anastomosant pour former le plexus pharyngien.

15. Portion du rocher.

1. Conduit auditif interne.
2. Portion du sinus pétreux supérieur
3. — dure de la 7e paire.
4. Portion molle.
5. Filet intermédiaire.

16. Oreille interne.

1. Vestibule.
2. Canal demi-circulaire supérieur.
3. — — inférieur.
4. — — horizontal.
5. Limaçon.
6. Fenêtre ronde
7. Fenêtre ovale.
8. Labyrinthe membraneux.
9. Portion dure de la 7e paire.
10. Portion molle.
11. Nerf vestibulaire.
12. Nerf limacien.

17. Paroi supérieure de l'orbite du globe de l'œil et ses annexes.

1. Glande lacrymale.
2. Portion orbitaire.
3. Muscle petit oblique.
4. — droit inférieur.
5. — droit interne.
6. — droit externe.
7. — droit supérieur.
8. Releveur de la paupière supérieure.
9. Muscle grand oblique.
10. Poulie sur laquelle se réfléchit le muscle précédent.
11. Portion du muscle sourcilier.
12. Sinus frontal.
13. Artère ophthalmique.
14. — lacrymale.
15. — centrale de la rétine.
16. — sous-orbitaire ou sourcilière.
17. — branche sous-cutanée.
18. — périostique.
19. Artères ciliaires courtes ou postérieures.
20. — moyennes ou longues.
21. — antérieures.
22. — musculaire supérieure.
23. — musculaire inférieure.
24. — ethmoïdale postérieure.
25. — antérieure.
26. — palpébrale inférieure.
27. — — supérieure.
28. Terminaison de l'artère ophthalmique fournissant
29. une branche nasale.
30. — frontale.
31. rameaux musculaires.
32. — cutanés.
33. Sclérotique.
34. Cornée transparente.
35. Ouverture pour le passage du nerf optique.
36. Nerf moteur commun.
37. — branche supérieure pour le muscle droit supérieur et le muscle releveur de la paupière supér.

38. Nerf branche inférieure.
39. — — interne pour le muscle droit interne.
40. — — moyenne pour le muscle droit inférieur.
41. — — externe pour le muscle petit oblique.
42. — filet gros et court ou moteur du ganglion ophthalmique.
43. Nerf moteur externe pour le muscle droit extérieur.
44. — pathétique pour le muscle grand oblique.
45. — branche lacrymale du nerf ophthalmique.
46. — rameau malaire.
47. — rameaux palpébraux.
48. — frontal.
49. — branche externe ou sus-orbitaire.
50. — branche précédente sortant du trou sus-orbitaire.
51. — — interne du nerf frontal.
52. — filet anastomotique avec le nerf nasal.
53. — terminaison de la branche interne du nerf frontal se portant aux paupières.
54. Nerf nasal.
55. — rameau allongé ou sensitif du ganglion ophthalmique.
56. Nerfs ciliaires fournis par le nerf nasal.
57. — branche nasale interne ou ethmoïdale.
58. — — nasale externe.
59. — terminaison de la branche précédente.
60. — ganglion ophthalmique.
61. — filet du grand sympathique s'anastomosant avec ce ganglion.
62. — ciliaires qui naissent du ganglion.

18. Choroïde.

1. Artères ciliaires longues.
2. Bifurcation des artères précédentes s'anastomosant entre elles pour former le cercle ciliaire.
3. Artères ciliaires courtes.
4. Nerfs ciliaires.
5. Corps ciliaire.
6. Iris, au milieu duquel on voit la pupille.
7. Procès ciliaires.
8. Membrane uvée.
9. Ouverture pour le passage du nerf optique.

19. Cristallin.

20. Nerf optique, rétine et corps vitré.

1. Nerf optique ou 2e paire.
2. Rétine.
3. Empreintes des replis ciliaires ou zone de Zinn.
4. Trou central et tache jaune de Sœmmering.
5. Corps vitré, dans l'intérieur duquel on voit les divisions de l'artère centrale de la rétine.
6. Excavation pour loger le cristallin.
7. Artère centrale de la rétine s'enfonçant dans l'épaisseur du nerf optique.

21. Moitié droite de la face et du cou.

1. Cavité orbitaire.
2. Fente sphéno-maxillaire.
3. — sphénoïdale.
4. Fosse temporale.
5. — zygomatique.
6. Ouverture pour montrer la cavité du sinus maxillaire.
7. Aile externe de l'apophyse ptérygoïde.
8. Aile interne de la même apophyse formant un crochet sur lequel se réfléchit le muscle péristaphylin externe.
9. Fosse ptérygo-maxillaire.
10. Portion de l'apophyse mastoïde.
11. Apophyse styloïde.
12. Coupe de l'arcade zygomatique.
13. Os maxillaire inférieur.
14. Coupe faite pour montrer la disposition de l'artère et du nerf dentaire inférieur.
15. Portion horizont. du maxillaire infér.
16. — verticale — —
17. Angle du maxillaire inférieur.
18. Col — —
19. Condyle — —
20. Échancrure sygmoïde.
21. Apophyse géni.
22. Os hyoïde.
23. Grande corne.
24. Petite corne.
25. Fibro-cartilage de l'aile du nez.
26. Cartilage latéral.
27. Portion du cartilage de la cloison.
28. Ouvertures des narines.
29. Cartilage thyroïde.
30. Bride ligamenteuse donnant insertion au muscle thyro-hyoïdien.
31. Corne supérieure.
32. Corne inférieure.
33. Cartilage cricoïde.
34. Membrane thyro-hyoïdien.
35. — crico-thyroïdien.
36. Ligament thyro-aryténoïdien.
37. Sac lacrymal.

38. Conduits lacrymaux.
3g. Portion du tendon du muscle palpébral, s'attachant à la lèvre externe de la gouttière lacrymale.
40. Portion réfléchie de ce tendon tapissant la surface externe du sac.
41. Portion du muscle de *Horner*.
42. — du muscle sourcilier.
43. Muscle myrtiforme.
44. Portion du muscle de la houppe du menton.
45. Muscle digastrique.
46. — ptérygoïdien interne.
47. — stylo-hyoïdien.
48. — stylo-glosse.
49. Portion de ce muscle se confondant à la base de la langue.
5o. — se confondant à la pointe.
51. Muscle stylo-pharyngien.
52. Portion de ce muscle se fixant à l'épiglotte.
53. — — se fixant au cartilage aryténoïde.
54. — — se fixant au cartilage cricoïde.
55. — — se fixant au cartilage thyroïde.
56. Muscle péristaphylin interne.
57. — péristaphylin externe.
58. Portion réfléchie de ce muscle formant la charpente du voile du palais.
5g. Muscle palato-staphylin.
6o. — glosso-staphylin.
61. — génio-glosse.
62. — génio-hyoïdien.
63. — hyo-glosse.
64. Fibres du muscle lingual.
65. Muscle mylo-hyoïdien.
66. — aryténoïdien.
67. — crico-aryténoïdien postérieur.
68. — crico-aryténoïdien latéral.
6g. — thyro-aryténoïdien.
70. Portion du muscle constricteur supérieur.
71. — — — moyen.
72. Portion du muscle constrict. infér.
73. — de l'œsophage se fixant au bord inférieur du cartilage cricoïde.
74. Intérieur de la base du crâne.
75. Fosse antérieure.
76. — moyenne.
77. — pituitaire.
78. — olfactive.
79. Coupe du rocher pour montrer l'oreille moyenne et l'oreille interne.
8o. Cavité pour le limaçon.
81. — — le vestibule.
82. Enclume.
83. Marteau.
84. Étrier.
85. Membrane du tympan
86. Oreille moyenne.
87. Fosse nasale.
88. Cornet supérieur.
89. — moyen.
go. — inférieur.
g1. Méat supérieur.
g2. — moyen.
g3. Sinus frontal s'ouvrant dans le méat moyen.
g4. — maxillaire s'ouvrant dans le même méat.
g5. Méat inférieur.
g6. Ouverture du canal nasal.
g7. Sinus sphénoïdal.
g8. Trompe d'Eustache.
gg. — son pavillon.
100. Cavité de la bouche.
101. Voûte palatine.
102. Voile du palais.
103. Glande amygdale.
104. Langue.
105. Base.
106. Sommet.
107. Face supérieure ou papillaire.
108. Papilles lenticulaires ou coniques formant une espèce de V à la base de la langue.
109. — fungiformes.
110. — conoïdes ou filiformes.
111. Glande parotide.

251. Ganglion otique.
252. Petit nerf pétreux renfermant en lui la racine motrice et la racine sensitive de ce ganglion.
253. Filet pour le muscle interne du marteau.
254. — sympathique.
255. Filets complétant la partie sensitive du ganglion otique.
256. Filet pour la trompe d'Eustache.
257. — pour le muscle péristaphylin externe.
258. Racine non ganglionaire ou motrice de la 5ᵉ paire sortant de la base du crâne.
259. Nerf temporal profond antérieur.
260. — — postérieur.
261. — massétérin.
262. Racine motrice du nerf buccal.
263. Nerfs du muscle ptérygoïdien interne.
264. Filet du nerf précédent pour le muscle péristaphylin externe.
265. Nerf myloïdien.
266. Filets du nerf précédent pour le ventre antérieur du digastrique.
267. 6ᵉ paire ou moteur externe.
268. Rameau anastomotique avec le plexus caverneux.
269. Portion dure de la 7ᵉ paire ayant la même direction que dans l'aqueduc de Fallope.
270. Grand nerf pétreux ou moteur traversant le ganglion sphéno-palatin pour se distribuer aux muscles élévateurs du voile du palais.
271. Petit nerf pétreux ou racine motrice du ganglion otique.
272. Corde du tympan.
273. Filet anastomotique avec le nerf pneumogastrique.
274. — — avec le nerf glosso-pharyngien.
275. Sortie de la portion dure par le trou stylo-mastoïdien.
276. Nerf auriculaire postérieur.
277. — stylo-hyoïdien.

278. Nerf du muscle digastrique.
279. Rameau traversant le ventre postérieur de ce muscle, remontant pour s'anastomoser avec le glosso-pharyngien à sa sortie du crâne.
280. Branche supérieure ou temporo-faciale.
281. Filets s'anastomosant avec le nerf auriculo-temporal.
282. Branche inférieure ou cervico-faciale.
283. Nerf glosso-pharyngien, branche de la 8ᵉ paire.
284. Ganglion d'Andersh ou pétreux.
285. Nerf de Jacobson.
286. Division de ce nerf sur le promontoire.
287. Filet anastomotique du pneumogastrique.
288. — — du grand sympathique.
289. — carotidiens.
290. Rameau pharyngien.
291. — tonsillaire.
292. Terminaison du nerf glosso-pharyngien pour la muqueuse de la partie postérieure de la langue.
293. Nerf pneumogastrique, branche de la 8ᵉ paire.
294. Petit renflement qu'il forme en sortant du crâne.
295. Filet s'anastomosant avec le grand sympathique.
296. Filet s'unissant au rameau pharyngien du nerf spinal.
297. Nerf laryngé supérieur.
298. Branche externe.
299. — interne traversant la membrane thyro-hyoïdienne.
300. Filet s'anastomosant avec le nerf récurrent.
301. — fournissant sur les côtés de l'épiglotte.
302. Nerf récurrent ou laryngé inférieur.
303. Filets pour le muscle crico-aryténoïdien postér.
304. — — aryténoïdien.

305. Filets pour le muscle crico-aryténoïdien latéral.
306. — — thyro - aryté-
noïdien.
307. — — constrict. inf.
308. Nerf spinal, branche de la 8e paire.
309. Filets s'anastomosant avec le pneumogastrique.
310. Branche externe destinée au muscle
sterno - mastoïdien et au
muscle trapèze.
311. — interne.
312. Rameau pharyngien.
313. — s'accolant au nerf pneumogastrique, et semble former les fibres motrices du nerf laryngé inférieur.
314. Grand hypoglosse ou 9e paire.
315. Filet s'anastomosant avec le pneumogastrique.
316. — — avec le grand
sympathique.
317. Branche descendante.
318. Rameau du muscle thyro-hyoïdien.
319. Sa terminaison dans les muscles de
la langue.
320. Nerf auriculaire provenant de la 2e
et 3e paire.

321. Filet cervical s'anastomosant avec la
branche inférieure du nerf facial.
322. Filet cervical s'anastomosant avec le
nerf auriculo-temporal.
323. Portion du ganglion cervical supérieur.
324. Rameau carotidien s'enfonçant dans
le crâne pour former le plexus caverneux.
325. Plexus caverneux.
326. Filets du grand sympathique formant
le plexus carotidien.
327. Continuation de la branche interne
du nerf sphéno-palatin dans le canal palatin antérieur.
328. Terminaison de cette branche dans
la muqueuse de la partie antérieure
de la voûte palatine.
329. Rameau ethmoïdal de la branche nasale de l'ophthalmique.
330. Filet pour la cloison.
331. — traversant le fibro-cartilage de
l'aile du nez pour se distribuer à
la peau.
332. Articulation temporo-maxillaire.
333. Muscle interne du marteau.
334. — antérieur du marteau.

Paris. — Typographie de Firmin Didot frères, rue Jacob, 56.